LETTRE

DE

M . . . .

Docteur en Medecine à M . . . .
sur une Th'ese de Medecine ;

Avec la Traduction de ladite
Thèse.

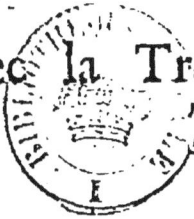

M D C C X X I I I.

202

LETTRE

DE

M. . . . .

Docteur en Médecine à . . . .
par une Page de Médecine ;

Avec . . . .

M.DCC.XLIV.

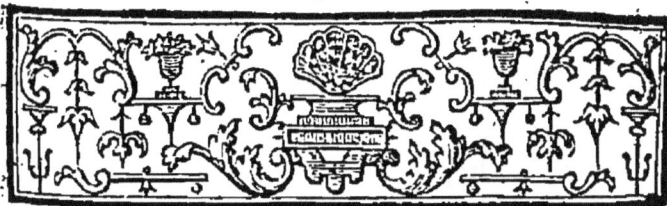

1

LETTRE

DE M..........

Docteur en Medecine, à M....
sur une These de Medecine.

MONSIEUR,

POUR répondre à votre derniere,
dans laquelle vous portez un jugement
si favorable sur la Thèse que je vous ai
envoiée, vous trouverez ci incluse sa
traduction que vous souhaitez ; j'y joins
mon sentiment, qui est bien different du
vôtre, comme vous verrez par ce qui
suit. Vous ne serez pas aparemment fâ-
ché d'être instruit du sort de cette These, & des raisons qui m'ont engagé à
la traduire : quelques personnes qui y
ont trouvé de la vivacité & un stile assez
concis, en ont jugé plus favorablement
qu'elle ne meritoit ; & vous êtes de ceux-
là.

A

là. D'autres, femblables à ces avares qui n'ont de l'avidité pour ce qui fort de chez l'Orphevre, qu'à caufe des métaux qu'ils cheriffent, en aiant trouvé la matiere à leur goût, l'ont recherchée avec trop d'empreffement. D'autres enfin l'ont blamée mal à propos, puifqu'elle ne contient rien que de fort naturel, & que le fujet y eft traité avec affez de modeftie. Un de mes amis m'aiant engagé contre mon inclination à la traduire, j'ai cru que cette Piece mife en notre langue ne feroit pas inutile. Il m'a paru raifonnable de faire connoître par ce moien à quelques perfonnes qui n'entendent pas la langue Latine, & qui en ont entendu parler, l'entêtement de certaines gens, qui ne peuvent aprouver que ce qu'ils tirent de leur propre fond. C'eft à tort que quelques devots en ont paru allarmés : il y a eu trop d'empreffement d'une part, & trop d'inquietude de l'autre.

Dans le tems que cette Thefe étoit fous la preffe, un Docteur de Sorbonne en dit beaucoup de mal à un Docteur de la Faculté de Medecine. Qu'y trouvez-vous à redire, lui dit ce Docteur ? *Elle eft pleine d'ordures & d'infamie*, pourfuivit le Bon homme. L'avez-vous luë, repliqua le Medecin ? *Non*, répondit le Theologien, *mais d'habiles gens*

3

gens qui l'ont luë me l'ont affuré. C'eſt
ainſi que ſur le raport d'autrui l'on dé-
cide pieuſement. On blame ce qu'on ne
connoit point ; par ce moien l'on donne
de la réputation à des choſes qui tombe-
roient d'elles mêmes & ſeroient bien-
tôt oubliées. L'indiſcretion & le faux
zele ſont ordinairement la ſource du
ſcandale. Beaucoup de gens dans la Faculté ont été inquiets ſur l'origine de
cette Theſe. Un Medecin de mes amis,
qui n'eſt point de cette Compagnie, mais
qui eſt lié avec pluſieurs de ces Meſ-
ſieurs, m'a fait part de ſes conjectures.
Il dit que pluſieurs la regardent comme une ébauche de défunt M. Maillard
Docteur de cette Faculté. C'étoit un
homme d'eſprit, qui avoit beaucoup de
goût & de belles lettres : on ſent de
reſte en la liſant, qu'il n'y avoit pas mis
la derniere main. Il n'y a qu'à comparer celle qu'il fit en 1713. ſavoir, (a) ſi
les mêmes exercices, ſoit de corps, ſoit
d'eſprit, conviennent également aux
femmes comme aux hommes? Cette Theſe eſt fort à l'honneur des Dames, &
fait connoître ce que valoit l'Auteur : Il
eſt vrai que deux Docteurs de cette ſa-
vante Ecole, qui ſavent du Latin & qui

A 2   al-

_____

(a) *An mulieribus eadem quæ viris conveniant
exercitationes corporis, animi?*

alment à en faire, ont retouché ce morceau; ils ne l'ont pas rendu parfait, il s'en faut beaucoup, car pour en juger avec équité, je ne crains pas de dire, que ce n'est proprement qu'une déclamation, fans ordre, fans diftribution, trop chargée d'équivoques & d'épithetes, obfcure en plufieurs endroits, que l'on auroit pu abreger, en retranchant les repetitions. Elle contient même peu de Phyfique, quoique la matiere en fût très-fufceptible. En un mot, il femble que ces deux Docteurs, dans le deffein de fe déguifer, aient voulu s'accommoder à la portée du Préfident: car pour la bien prouver il auroit falu, non-feulement y décrire la ftructure de certaines parties, bien déveloper leurs fonctions, mais encore apuïer ce qu'on y avance par des obfervations. L'hiftoire *Juftin* d'Antiochus Soter mourant d'une lan- *Liv. 24.* gueur, dont on ignoroit la caufe, que le Medecin découvrit n'être que la vive paffion dont il étoit épris pour fa belle-mere Stratonice, en lui touchant le pouls; étoit un fait propre à cela, fi nous n'en avions pas tous les jours de femblables: & pour faire voir qu'il n'eft pas impoffible de garder la continence, l'on pouvoit citer plufieurs grands hommes, des Princes & des Saints qui ont mieux ai-

mé

nié mourir , que d'avoir recours à des remédes qu'ils croïoient contraires à leur salut.

Suivant l'idée qu'on m'a donnée des Theses de Medecine de la Faculté de Paris, que l'on regarde comme des chefs-d'œuvres, lorsqu'elles sont bien traitées : il auroit fallu dans celle-ci, si je ne me trompe, mieux détailler les maladies que cause la continence , en décrire netre-ment les differens simptomes ; & pour y mettre le comble, indiquer au moins les moïens de les prévenir, dans ceux que leur état engage à la garder. Les minu-tions, ou les saignées , qui se faisoient deux fois l'année chez les Religieux au-roient trouvé leur place. Il en reste en-core quelques vestiges dans certaines Communautez, dans lesquelles on a seü-lement retenu le repas qui se faisoit quel-ques jours après. On n'y auroit point ou-blié les scarifications des Moines Alle-mans qui en tiennent lieu. En un mot, on auroit dû faire connoître que la diete bien reglée, les exercices bien entendus surtout le travail corporel, sont de puis-sans remedes, pour reprimer les mouve-mens impetueux de la concupiscence ; rien n'est plus propre à soumettre le corps, lorsqu'il regimbe. Ce qui a fait dire à juste titre au Poëte que si l'on

A 5   ban-

bannit l'oisiveté , l'arc de Cupidon devient inutile. Il n'auroit point été, ce me
semble , hors de propos de bien peindre
aussi tous les maux qui arrivent par l'excez de la galanterie, & faire une vive
peinture de toutes les maladies , que
Venus traîne après elle : cela ne seroit
pas d'un moindre poids que beaucoup
d'autres reflexions , pour encourager
ceux qui se trouvent engagez dans le celibat ; & ce motif, quoique très-humain,
seroit encore plus suportable , que celui
dont parle Villegas dans la vie de Saint
François d'Assise. J'ai peut-être tort,
mais j'avoüe neanmoins , dût-on m'en
faire un Procez , que j'ai été fort mal
édifié du faux zele de cet Auteur qui
croit faire merveilles en donnant à Saint
François d'Assise la paresse pour fonde-
ment de sa continence : lorsqu'il racon-
te que ce Saint dans une tentation char-
nelle fort violente, après avoir roulé son
corps dans la neige , fit sept figures de
la même matiere , puis apostropha son
corps de la sorte : *Mira cuerpo que esta
mayor es tu muger , y estas quatro sono dos
hijos y dos hijas y estas otras dos , son tus
criados : procura de trabajar para sustentar
los , y cubrir los que mueren de frio , si
esto se te haze difficultuoso, piensa desser
sasto ;* c'est à-dire , regarde mon corps ,

cette

cette grande eft ta femme, ces quatre
petits font deux fils & deux filles, ces
deux autres-ci leurs domeftiques, penfe
à travailler pour les fuftenter, pour les
couvrir, ils ont faim, ils meurent de
froid; fi cela te paroît trop penible, fi
tu n'en as pas le courage, fois donc fage.
Ne croiroit-on pas entendre un Epicu-
rien pareffeux, qui ne veut point trou-
bler fa tranquillité, & qui facrifie uniquement à fon repos ? Je défie les Cenfeurs de n'être pas de mon avis.

J'ai oüi dire qu'à la verité le manuf-
crit de cette Thefe, lorfqu'il fut prefenté
la premiere fois, étoit un peu gaillard
& plein de gentilleffe, mais quoique la
fage prévoïance du Doyen de la Faculté
en eût fait retrancher tout ce qu'il y
avoit de trop libre, qui eut pû bleffer la
délicateffe des oreilles chaftes; cela
n'empêcha pas que l'on ne fe donnât
bien des mouvemens pour empêcher
qu'elle ne fût foutenuë; des Lettres ano-
nimes volerent de toutes parts au Re-
cteur, à des Docteurs de Sorbonne, à
quelques Medecins en place & à d'autres perfonnes de confideration; comme
fi ces Meffieurs avoient quelque infpec-
tion fur la difcipline de l'Ecole de Medecine. Le Doyen homme doux & qui
aime la paix en fit imprimer & foutenir

une

une autre, quoique celle-ci eût été di-
ſtribuée : le Preſident peu inſtruit de ſes
droits voulut bien s'y ſoumettre. On pré-
tend qu'un Docteur, ami du Soutenant,
avoit fait une Theſe, qu'il vouloit donner au public, & que connoiſſant la
pieté de Monſieur Winſlow. & la dé-
licateſſe de ſa conſcience, il l'engagea
à faire ſes efforts pour arrêter la Theſe,
afin par ce moïen de placer la ſienne.
M..... naturellement bon, a une ſim-
plicité de cœur admirable, qui l'empêcha
de découvrir le piege qu'on lui tendoit ;
il ne s'eſt aperçu que trop tard des fauſſes démarches qu'on lui a fait faire.
Perſonne cependant n'auroit dû être
plus en garde que lui là-deſſus, puiſ-
que s'il y a quelqu'un bien inſtruit de la
ſtructure, du jeu, & des reſſorts de notre machine, on lui rend la juſtice de
croire que c'eſt lui. Auſſi perſonne n'en
a mieux reſſenti les effets ; échaufé aparemment par les mouvemens vifs décrits
dans la Theſe, il a pris une femme, ſans
doute pour calmer les troubles dont il
étoit agité. On a donc lieu de croire,
que s'il n'avoit pas été ſurpris, il ne ſe
feroit jamais opoſé à cette Theſe ; lui
qui s'eſt conduit conſéquemment aux
principes qu'elle contient, ſuivant le
conſeil de l'Apôtre, *il vaut mieux ſe
marier que de brûler.* S'il

S'il est vrai qu'il faille garder le filence fur certaines matieres malgré leur utilité, crainte de blesser les esprits foibles, il faut interdire tous les anciens Auteurs Grecs & Latins, une partie des bons Auteurs de Medecine ; plusieurs livres de Jurisprudence ne doivent pas avoir un meilleur fort. Que deviendront alors les Traitez de Théologie morale, specialement tous les Casuistes ? Car combien ne se trouve-t'il pas d'ordures & d'infamie dans ces Auteurs que les devots visitent si curieusement. Tous ces ouvrages en comparaison de la These, selon ces graves Censeurs, ne seront bons qu'à brûler : mais si leur zéle est si vif, & leur charité si ardente, plutôt que de s'inquieter pour si peu de chose, que ne corrigent-t'ils les fautes qui se rencontrent dans plusieurs Casuistes, pour en procurer de nouvelles éditions, dont ils oteroient les choses capables de donner de mauvaises impressions : il y en a beaucoup qui le meritent mieux certainement que Pierre Damien, (cet exemple peut suffire) dans lequel se rencontroit une aplication effroïable au livre intitulé *Liber Gomorrhianus* ou l'Imprimeur soit malice, soit négligence avoit transferé au haut de plusieurs pages le titre d'un autre qui le precede dans lequel

A 5   11

Il est traité d'Ascetisme qui pour cette raison est tel , *Liber qui apellatur gravissimus* , ce qui a été changé fort à propos dans l'édition de 1623. ils auroient suffisamment d'ocupation , & cela seroit plus digne de leurs soins qu'une simple These.

Ce seroit assez mal-à-propos qu'ils objecteroient à l'Auteur de la These , l'état religieux ; il y a prévû , ou pour mieux dire , l'impression que pouroient faire de pareilles idées sur l'esprit de quelques uns de ceux qui sont engagez dans cet état ; car ce doit être le dernier retranchement des Censeurs. Je dirai seulement pour répondre à cette objection , qu'il est vrai que ceux que la paresse , & la faineantise , la crainte de manquer du nécessaire ou quelque humeur chagrine , jette dans le cloître , peuvent être susceptibles de toutes sortes d'impressions , mais que ceux qui éloignez de ces vûës mondaines , se sentent apellez d'enhaut à ce genre de vie sont parfaitement hors d'atteinte.

Je serois presque tenté d'accuser de crime d'Etat ces Censeurs rigides , qui ont tant de peur que l'on ne donne du dégoût pour le celibat ; puisque pour soutenir l'état , il est nécessaire d'exciter le peuple à se marier. On peut voir à

ce sujet dans Aulugelle, ce fragment
de l'Oraison de Q. Metellus Numidicus
au peuple Romain. *Si sine uxore posse-*
mus Quirites esse, omnes eâ molestiâ care- L. pri-
mo. C.
remus, sed quoniam ita natura tradidit; 6.
ut nec cum illis satis commode, nec sine
illis ullo modo vivi possit, saluti perpetuæ
potiùs quàm brevi voluptati consulendum.
Ce seroit un grand bien si nous pouvions
nous passer de femmes, nous aurions cet
embarras de moins, mais puisque Dieu
a voulu que nous ne fussions pas fort à
notre aise avec elles, & que sans elles
nous ne puissions exister, nous devons
préferer le bien de l'Etat & sa perpe-
tuité à nôtre propre repos. Ce sont-là
les sentimens d'un grand Conquerant,
& d'un grand Censeur, lesquels ne pa-
roîtront point indignes d'un Chrétien.
On admire avec raison la vertu austere
des Lacedemoniens, peuple le mieux
policé & le plus religieux d'entre les
Grecs : ils étoient si persuadez, qu'il est
d'une nécessité absoluë pour le bien de
l'Etat d'exciter les sujets à se marier, qu'il
y avoit chez eux une coutume assez plai-
sante, & très-particuliere à cet effet,
dont Athenée nous a conservé la me- Deipn.
moire. A certain jour de fête les fem- soph. L.
mes traînoient à l'Autel (c'étoit aparem- 13.
ment celui de Venus) les Celibataires :

là ils les maltraitoient vivement, leurs
donnoient des fouflets, afin qu'ennuyez
& dégoutez de leur état, par le defa-
grément de cette ceremonie, & l'indi-
gnité d'une pareille infulte ; il leur prit
envie d'avoir des enfans, & de fe marier dans un âge convenable. Bien-loin
qu'il y ait à craindre pour les mœurs,
quand on prêchera cette doctrine, avec
autant de referve qu'on l'a fait dans la
Thefe, rien au contraire ne fera plus propre pour r'amener parmi nous la modeftie
& la chafteté. C'eft ainfi qu'en jugeoit
Bacon. avec raifon ce Grand Chancelier d'An-
gleterre, qui le premier, n'en déplaife aux
Cartefiens, nous a apris la vraïe maniere
de philofopher. On peut voir comme il
s'en explique dans fon Atlantide, il
commence par raconter que dans cette
Ifle, il fe faifoit une fête en l'honneur
de celui qui pouvoit raffembler trente
de fes enfans : que la dépenfe de cette
fête fe faifoit aux dépens du Prince,
lequel gratifioit cet heureux pere d'une
penfion & de plufieurs marques d'honneur. Il eft fâcheux que cette loi ne fe
trouve que dans un Roman philofophi-
que, le bien de l'Etat demanderoit qu'il
y en eût au moins une autre qui portât
quelque punition pour ceux d'entre les
gens mariez qui s'écartent avec une ef-

pece

pece d'obſtination de leurs devoirs ; lorſqu'ils ont un enfant ils font, pour ainſi dire, une eſpece de ligue, pour s'o-poſer au cours de la nature, & com-mettent des meurtres infinis, en s'abſte-nant des plaiſirs qui ne leur ſont pas ſeulement permis, mais encore auſquels conſiſte le devoir de leur état : on ſent bien que ce n'eſt pas par eſprit de reli-gion, mais par avarice ou par orgüeil ; les uns craignent la groſſe dépenſe que peut cauſer une nombreuſe famille, ne ſe reſſouvenant pas que la Providence attentive aux choſes de ce bas monde augmente ſes biens-faits à proportion de nos beſoins ; les autres dans l'eſperance de laiſſer un fils très-riche en état de bien ſoutenir le chimere de ſa famille, refuſent de lui donner des freres ou des ſœurs pour empêcher le partage de leurs biens. Quel tort ces fauſſes idées ne font-elles point à l'Etat en le privant d'un grand nombre de ſujets qui lui ſe-roient d'autant plus utiles, que cette ma-ladie n'attaque d'ordinaire que des per-ſonnes placées au-deſſus du peuple ? Notre Auteur aſſure enſuite que dans l'Univers on ne peut pas trouver un peuple plus ſage & plus ſaint que les habitans de ſon Iſle ; à peu prés en ces termes,, chez eux, il n'y a point de

lieux

14

,, lieux deftinez à la débauche , point
,, de courtifannes ni de filles qui tombent
,, dans quelque foibleffe ni rien d'apro-
,, chant, ils n'aprennent qu'avec horreur
,, que l'on tolere de femblables chofes en
,, Europe. Ils difent que l'on y prive de
,, fes droits le lien conjugal qui n'a été
,, inftitué que comme un remede contre
,, la concupifcence illicite , car la con-
,, cupifcence naturelle n'eft qu'un ai-
,, guillon pour nous porter au mariage :
,, mais lorfque des hommes corrompus
,, trouvent à leurs cupiditez déreglées ,
,, un remede plus agréable que le ma-
,, riage, ils s'en éloignent. C'eft par cette
,, raifon qu'on voit plufieurs perfonnes en
,, Europe, qui ne fe marient point :
,, ce celibat fouvent eft très-impur , ils
,, préferent au joug honorable du maria-
,, ge une vie libertine , où la plûpart de
,, ceux qui fe marient , le font tard ,
,, après avoir paffé la fleur de leur jeu-
,, neffe , & épuifé leurs forces par les
,, plaifirs. Si quelquesfois ils le font
,, étant encore jeunes , qu'eft ce que la
,, plûpart de ces mariages , finon une
,, efpece de trafic dans lequel on cher-
,, che, ou les richeffes , ou les allian-
,, ces, ou le crédit avec quelque efpece
,, d'envie d'avoir lignée , comme d'une
,, chofe indifferente ? Y trouve-t'on cer-
,, te

te fidele union qui doit être entre "
maris & femmes, suivant la premiere "
institution, elle ne leur vient pas mê- "
me dans l'esprit ? " Il poursuit cette
matiere plus loin dans ce passage, qui
merite d'être lû. Mais c'est trop long-
tems abuser la patience du Lecteur, qui
ne sent peut-être pas que je lui fais
grace, sur le Latin de Bacon.

Comme il est difficile de prendre les
hommes par un motif plus interessant
que celui de la santé ; il est certain que
rien ne seroit plus utile à l'Etat que la
matiere de cette These bien entenduë,
& bien dévelopée. Tous les bons esprits
& surtout les gens qui pensent au bien
de l'Etat, sont d'accord là-dessus. Ecoutons le cœur d'un bon Citoïen, ,, c'est
Monsieur le Maréchal de Vauban " *Dîme*
il est constant, dit ce grand homme, " *Royale*,
que la grandeur des Rois se mesure " *p.* 22.
par le nombre de leurs sujets, c'est en "
quoi consiste leur bien, leur richesse, "
leur force, leur fortune, & toute la "
consideration qu'ils ont dans le mon- "
de. On ne sauroit donc rien faire de "
mieux pour leur service, & pour leur "
gloire, que de leur mettre souvent "
cette maxime devant les yeux : car "
puisque c'est en cela que consiste tout "
leur bonheur, ils ne sauroient trop "

              ,, se

„ se donner de soin pour l'augmenta-
„ tion, & la conservation de ce peuple
„ qui doit leur être si cher. "il ne se
contente pas d'avoir exposé ce sentiment ; il en donne la preuve page 225.
qu'il conclut en ces termes „ Jusques-
„ là qu'ils ne peuvent pas se marier,
„ ni faire des enfans, sans que le Prin-
„ ce en profite, parce que ce sont au-
„ tant de nouveaux sujets qui lui re-
„ viennent.

C'est dans ces sentimens pour ne rien
dire de plus, que j'ai entendu desaprou-
ver à certains politiques la loi qui défend
de marier les filles avant 25. ans, & les
garçons avant celui de 30. sans le consen-
tement des peres & des meres, voulant
encore qu'en cet âge ils soient tenus de
leur faire les sommations respectueuses.
Ils loüoient hautement la sagesse de quelques Pasteurs éclairez qui n'ont pas craint
d'enfraindre cette loi en faisant des
mariages, qui leur paroissoient conve-
nables indépendamment de la volonté
des parens. Il est vrai que cette loi n'est
émanée que de l'orgueil & de l'avarice
de quelques particuliers, qui ont crû par
ce moyen conserver la splendeur de leur
famille en mettant obstacle aux mesal-
liances, en empêchant les liaisons de
fortunes inégales & au-dessous de celles
qu'ils

qu'ils recherchent : on voit néanmoins
combien ils se font trompez ,. car il n'y
a pas de moïen plus fûr pour aneantir
les familles , puisque plus on avance en
âge , moins on se sent de dispositions
au mariage , surtout lorsque l'on a passé
sa jeunesse , comme ceux pour lesquels
cette loi a été formée ,. ont coûtume de
le faire ; quoique ceux qui en ont insi-
nué l'établissement , n'ayent point eu
d'autres vûës. Cette loi ne laisse pas
d'influer fur le peuple dont elle empê-
che l'augmentation , si desirable pour le
Prince , & si necessaire à l'Etat. On auroit cependant cru que l'exheredation
dont les peres & les meres usoient pour
punir ceux qui s'écartoient de leurs vo-
lontez auroit été un remede suffisant en
y. aportant quelque modification. N'est-
on pas surpris qu'un Prince très éclairé
par condescendance pour quelques particuliers ait consenti à l'établissement d'une
loi si contraire à ses interêts propres ? On
doit bien l'être davantage de voir un
usage , si contraire & si peu équitable ,
quoiqu'également dommageable à l'Etat
& au Prince , autorisé par les mêmes
motifs duquel s'ensuivent plusieurs de-
sordres , & qui fait tant de malheureux.
C'est cette liberté que l'on laisse aux
jeunes personnes de disposer d'eux-mêmes

mes en faveur de l'état religieux, dont
les peres & les meres abusent si souvent, dans un âge auquel ils ne peuvent, ni ne doivent disposer non-seu-
lement de leurs personnes, mais encore
de leurs biens ? trouvera-t'on que l'Egli-
se ait jamais autorisé cet abus ? Bien-loin
delà, depuis qu'elle a engagé les Prê-
tres à la continence, elle n'a pas voulu
qu'ils fussent admis avant 24 ans & un
jour; peut-être que les grands avantages que retirent les Superieurs Ecclesia-
stiques de cet abus, ont donné occasion
à le perpetuer, car par ce moyen ils ac-
croissent & augmentent le nombre de
leurs sujets, en même-tems qu'ils diminuent ceux des autres Princes qu'ils
affoiblissent ainsi doublement. Ce dernier point a peut-être été le plus puis-
sant des motifs qui ont engagé les Princes du Nord dans les erreurs des nouvelles Sectes, lesquelles sont exemtes de
cet inconvenient; & c'est peut être celui qui s'oposera le plus à leur réunion.

Il est facile de conclure aprés cet Exposé, que loin de blamer l'Auteur de
la These, quel qui soit, il merite d'ê-
tre loüé du choix de sa matiere, & de
sa modestie dans l'execution : s'il ne l'a
pas épuisée, c'est qu'une These n'est pas
susceptible d'une longue discussion ; &
cet

cet essai merite au moins quelque loüange.
Pour apuïer davantage sur cet article
je pourois faire l'enumeration des Thefes contenuës dans la longue liste, que
recita un Docteur en disputant, contre
la These substituée; il avoit ramassé la
plus grande partie de celles qui ont été
composées sur les matieres qui regardent
la plus naturelle de toutes les actions,
pour prouver que c'étoit mal-à-propos,
que l'on avoit suprimé celle-ci: puisque
celles qu'il venoit d'énoncer & qu'il tenoit en main, quoique soutenuës dans
les Ecoles, & composées par de savans
Docteurs, dont l'érudition, la sagesse,
& la modestie n'étoient point équivoques, avoient un air bien plus libre,
que celle dont il prenoit la défense.
Telles sont celles ci.

Savoir, (*a*) si l'on devient chauve, en
s'adonnant trop aux plaisirs de l'amour?
(*b*) Réussit-t'on plus heureusement dans
le bel âge, à la generation des garçons?
(*c*) Est-ce toujours un moïen, & un
moïen sûr pour empêcher la consommation, que de noüer l'éguillette?

Les

(a) *An ex salacitate calvities?*
(b) *An procreandis maribus florens atas felicior?*
(c) *Est-ne semper & certum impedimentum generationis Veneris vinculum?*

286

(*d*) Les petites femmes font-elles les plus fecondes ?

(*e*) Le jeu de l'amour est-il le remede des vapeurs ?

(*f*) La perception des plaisirs de l'amour, fait-elle une sensation fort differente de celle du toucher ?

(*g*) Y-a-t'il des signes certains de la virginité ?

(*h*) Ceux qui se marient jeunes, vivent-ils plus long-tems, & plus heureux que les autres ?

(*i*) Doit-on desesperer qu'un jeune homme dont toutes les parties sont bien conformées, ne puisse un jour parvenir à la consommation.

Savoir, (*k*) si les testicules contribuent beaucoup à rendre l'esprit plus étendu, ou plus fecond ? Cette derniere soutenuë le 8 d'Avril 1717. est du Savant Mr. d'Aval. L'innocence de ses mœurs,

étoit

(d) *Fœmina sunt-ne brevioris statura fœcundiores ?*

(e) *An Venus hystericarum medela ?*

(f) *An sensu Veneris à tactus sensu diversus ?*

(g) *Dantur-ne certa virginitatis indicia ?*

(h) *Vivunt-ne longiùs ac fœliciùs qui juniores ineunt connubium ?*

(i) *In juvene convenientibus organis instructo, nunquam-ne desperanda Venus.*

(k) *An testes ad mentis fœcunditatem multùm conferunt ?*

étoit auſſi connuë que ſa pieté ſincere ; auſſi met-il ces mots au frontiſpice de ſa Theſe : (a) *Qu'on n'apelle point immonde, ce qui a été créé par le Très-haut : Tout eſt pur pour ceux dont le cœur l'eſt ; loin d'ici toute obſcenité.*

Ce n'a été que pour donner une legere idée de cette grande liſte, que je viens de raporter quelques-unes de ces queſtions. Car une énumeration entiere, ne ſerviroit qu'à faire rechercher ces morceaux, par ceux qui en ont le moins de beſoin : ou peut-être à fatiguer le Lecteur, que l'on mettroit en goût ſans le pouvoir ſatisfaire. A la verité ſi je n'avois pas d'ocupation plus ſerieuſe, je ne croirois pas mal emploïer mon tems, ſi je me divertiſſois à traduire toutes ces pieces, de maniere à ne point déplaire aux perſonnes ſages & éclairées, ni faire rougir le Lecteur ſcrupuleux. Ce ſervice rendu au Public irriteroit encore les Cenſeurs ; mais ce ſeroit la moindre de mes inquiétudes, outre que cela feroit ſentir de plus en plus combien ils ont de tort. Cela prouveroit encore bien évidemment, que ce n'eſt pas d'aujourd'hui,

que

(a) *Ne dicatur immundum quod creavit Altiſſimus, omnia munda mundu procul hinc obſcenitas.*

que l'on s'eſt donné le ſoin de traiter ces
ſortes de matieres, dans les diſputes publiques. Pourquoi ne s'en eſt-on pas ſcan-
daliſé dans d'autres tems ? C'eſt une
reflexion fort naturelle ; la raiſon eſt,
que pour lors il y avoit plus de fran-
chiſe & de candeur, à meſure que l'on
eſt devenu plus vitieux, on a voulu le
paroître moins : à peu prés comme dans
les miſeres publiques, le luxe augmente
à meſure que la pauvreté croit, parce
que chacun fait de ſon mieux pour ca-
cher ſa diſette. Ainſi on a d'abord fait
choix d'expreſſions pour ſubſtituer aux
termes propres & naturels, enſuite la
corruption s'étant augmentée, quelques
gens ont voulu inſinuer qu'on ne devoit
point écrire ſur certaines matieres, ils
ont même fait tous leurs efforts pour
l'empêcher ; de crainte qu'en ouvrant les
yeux à trop de perſonnes, on ne vint
enfin à les reconnoître,

J'avouerai cependant volontiers que
les diſcours qui ſe font ſur ces ſortes de
matieres, ne conviennent pas à tout le
monde, mais ſeulement à ceux qui ſont
dans la neceſſité de s'en inſtruire, ces
diſcours ne parviennent ordinairement
qu'entre les mains des Medecins, & des
Étudians en Medecine : quand ils iroient
plus loin on doit tomber d'accord, qu'ils
ne

ne font pas auffi dangereux qu'on le veut
perfuader. Ils peuvent émouvoir ou ré-
veiller les paffions ; quel danger ? les paffions ne font-elles pas néceffaires pour la
fanté, de même que pour fe conduire
utilement dans le monde ? Il eft vrai,
qu'il faut les moderer, & les regler pour
qu'elles produifent ces bons effets. Il n'y
a que des gens entêtez des fauffes imagi-
nations des Stoïciens, qui puiffent effaïer
de croire ou de penfer autrement. La prétenduë apathie n'eft qu'une idée chime-
rique, & purement imaginaire, qui n'eft
tout au plus poffible que dans la dé-
mence. Ce qui fait dire communément
de ceux qui en aprochent, qu'ils font
comme hebetez ou abrutis. Et tout ce
que le Stoïcifme le plus rafiné peut faire,
ne va tout au plus qu'à mafquer les paffions. Si tout le monde étoit affez éclairé
pour les découvrir, ce mafque alors de-
viendroit inutile.

De toutes les paffions, celle que les
Cenfeurs peu inftruits de la verité, regardent comme la plus dangereufe, eft
l'amour, parce qu'elle aiguife l'efprit,
& le rend plus penetrant. S'ils parloient
de bonne-foi, je leur dirois qu'ils fe
trompent, puifque les inconveniens des
autres paffions font bien plus à craindre
& vont plus loin que ceux de l'amour
qui

qui fert d'ordinaire d'un puiffant frein aux autres ; On peut tout au plus comparer l'amour au vin que l'on boit, quand on en prend avec moderation, il fortifie le corps , il égaïe l'efprit , & donne beaucoup d'agrémens ; mais fi l'on va au-delà des bornes , il fatigue le corps, il trouble l'ame, il offufque la raifon , & caufe beaucoup de maux.

Je ne m'excuferai point fur le ftile de ma traduction , encore moins de ce que je n'ai point fait de difficulté de m'écarter, ou d'ajouter, fuivant ce qu'il m'a paru neceffaire ; parce que je fuis du fentiment d'Antonio Perez qui dit , que *El traduzir libros è comme copiar y es efcrivir del niño por materia.* Traduire, c'eft comme copier des livres , & il ne faut pas faire plus de cas d'une traduction que de l'écriture d'une enfant fur l'ordure.

J'ai tàché de menager les termes de maniere à ne point choquer les oreilles : imitant en cela un fage Medecin , dont la pieté & l'érudition font connuës, qui a fçu traiter en notre langue, avec toute la modeftie poffible les matieres les plus delicates : particulierement dans la traduction de cette Thefe ; favoir , (a) s'il

(a) *An ut virginitatis fic virilitatis certa indicia.*

s'il eſt des ſignes qui aſſurent de la puiſſan-
ce des hommes, autant que le font ceux
qui répondent de la ſageſſe des filles?

Je l'ai pris dans cette occaſion pour
modele, & le ferai toutes les fois que j'au-
rai de ſemblables matieres à traiter. Dûſſe-
je encourir la diſgrace de cet hiſtorien
litteraire, qui répand le fiel & l'amertu- **Andry.**
me ſur tous les Ecrits de ce ſavant Medecin; contre lequel il montre une haine implacable. Peut-être que ſi j'avois emprun-
té le ſtile de ce critique, ma matiere ſeroit
plus égaïée, la diction plus exacte, mes
expreſſions plus vives. Après cela on ſe
doute bien que les loüanges les plus ma-
gnifiques ne m'auroient pas manqué. C'eſt
ainſi qu'il en a uſé depuis peu à l'égard
d'un aſſez mauvais livre ſemblable en cette occaſion à ces anciens Sculpteurs du
Paganiſme ; il a, après quelques autres,
encenſé l'Idole qu'il avoit taillé de ſes propres mains. Vous me demandez, Monſieur, ce que je penſe de cet Ecrivain, je ne
puis m'empêcher de vous le dire, ſouve-
nez-vous de ma ſincerité, & n'en abuſez
pas ; ce Docteur a ſon merite, il a beaucoup travaillé, nous lui avons l'obliga-
tion de nous avoir conſervé dans une de
ſes Critiques contre M. Hecquet, l'ou-
vrage d'un praticien qui n'a rien com-
muniqué au public, c'eſt le morceau de

B   Mr

Mr Vernage ſur l'orgaſme, quoiqu'il ne
le nomme pas : cette Piece bien entenduë
pouroit être de quelque utilité. C'eſt
dommage qu'elle ſoit défigurée par les
railleries outrées que celui dont je parle y
a joint. Il ſait la langue Françoiſe; tout le
monde convient que ſon ſtile eſt leger,
coulant & exact; il entend à merveille à
turlupiner, on lui rend juſtice là-deſſus.
Tronquer le ſens d'un Auteur, bien dé-
placer des mots ou des phraſes, & les re-
joindre pour y trouver du ridicule eſt un
talent qui lui eſt propre & particulier. Ne
m'en croïez pas cependant ſur ma parole,
vous pouvez conſulter les Journaux, il
vous ſera aiſé de diſtinguer le ſtile ſolide
& plein d'érudition de ſon illuſtre confre-
re d'avec le ſien, vous ne vous y tromperez
pas : celui-ci vous fait rire; avec l'autre
vous aprendrez toujours quelque choſe; ſi
cela ne vous ſuffit pas, interrogez un de
vos compatriotes Auteur du Medecin
muſicien, ou bien le Traducteur de l'Ane
d'or : il ſe rencontre encore quelques coups
de pinceau répandus dans des ouvrages
Latins de quelques Docteurs Allemans
auſſi-bien que dans le Traité Latin des
vers de M. le Clerc, & celui de leur generation de M. Valiſnieri. Mais ſi vous vou-
lez un portrait achevé, voyez les Lettres
de M. l'Emeri à la ſuite de ſa diſſerta-
tion

tion sur la moëlle des os, vous y trouverez
des preuves de l'érudition de l'Auteur
François de la generation des vers, & de
ses profondes connoissances en Chimie,
elles sont mises dans tout leur jour. Com-
ment n'en a-t'on point donné un extrait
dans le Journal aussi badin que tant d'autres, il y avoit dequoi s'égaïer? Enfin vous
trouverez une idée bien parfaite de ce Savant que vous avez tant d'envie de connoître, dans la réponse de M. Hecquet
aux Journalistes de Paris sur l'Extrait de
son explication Phisique des effets de la
saignée. Toutes ces choses sont tellement
connuës que je crois inutile de vous en
donner les titres & les dattes avec cette
exactitude scrupuleuse, qu'affectent quelques gens de lettres. Cet Auteur comme
vous voïez est celebre, puisque tant de
grands hommes en font mention; il suffira
pour dernier trait de vous repeter la que-
stion qui fut faite à ce Professeur il y a
quelque-tems ; on lui demanda pourquoi
la peste avoit été d'abord contagieuse en
Latin au Collége Roïal, puis par une
prompte & singuliere metamorphose elle
étoit devenuë dans ce même endroit non
contagieuse en François, comme si les
langues changeoient la nature des choses. On m'a assuré que cette espece de
miracle étoit un effet de l'influence de

B 2   l'Ecole

l'Ecole de Montpellier fur celle de Paris,
nonobftant les obfervations exactes, &
les cures brillantes de Meffieurs le Moine
& Bailli. Après tout je me donne un
foin peu néceffaire, car fi vous lifez les
Journaux vous verrez que le cœur y dé-
cide, & non pas l'efprit;on y parle comme
on eft affecté ; vous y trouverez de bons
livres traitez affez legerement, & dont
on a à peine lû la Préface, d'excellens ouvrages méprifez & défigurez, & de fort
mauvais, loüez à outrance, furtout ceux
qui ont encenfé le Traité des vers.

Si j'étois affez badin pour mettre
cette Traduction fous la preffe, ma let-
tre pouroit tenir lieu d'une longue Préface, il faudroit alors en retrancher ce
dernier article, autrement le ftile fou-
droïant du Journal me réduiroit en pou-
dre. Je me trouverois enfuite obligé de re-
paffer les Journaux des années préceden-
tes pour y chercher des armes qui fuffent
capables non de me défendre, mais au
moins de me vanger; il eft vrai que cet At-
fenal eft grand & bien fourni,mais je per-
drois un tems précieux, que je dois emploïer à des occupations plus folides. Je
fuis,

MONSIEUR,

Votre très-humble & très-
obéïffant Serviteur.

TRA-

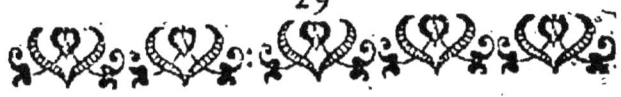

TRADUCTION

D'UNE Thefe diftribuée aux Ecoles de Medecine, à Paris pour le Jeudi 12 Fevrier 1722.

QUESTION.

Savoir, fi la continence caufe des maladies.

I.

C'Roißez, *multipliez*, dit la voix éternelle : ce Commandement n'eft point une loi écrite fur le bronze, mais gravée dans nos cœurs par le doigt du Createur ; il eft facile d'y obeïr, on s'y foumet fans violence, cette obeiffance eft foutenuë & récompenfée par beaucoup de plaifirs : la diverfité des Sexes, n'a été formée que pour l'accompliffe-ment de cette loi ; cet affemblage mer-veilleux fi convenable des parties geni-tales, dans le mâle & dans la femelle

de

de tous les animaux comparez enfemble
n'a point d'autre but : tout y conduit,
ce penchant réciproque & fi violent,
qu'ont l'un & l'autre fexe, de fe joindre n'eft autre chofe que cette même loi,
c'eft précifement ce qui s'apelle amour
le doux lien de la focieté : on ne peut
trop admirer la fage prévoïance de l'Auteur de la nature lequel y a attaché tant
d'agrémens, afin que les peines & le dégoût ne nous en éloignaffent point ; il a
voulu en même tems que cette volupté
ne devint point un vain amufement,
ou un divertiffement inutile : pour cet
effet, il y a joint la fecondité qui fait
renaître les peres dans leurs enfans &
fert en quelque façon, à nous éternifer
en perpetuant le genre humain ; mais cet
amour né dans le fein de la nature, doit
être gouverné par la raifon, & de même
que la Religion le fanctifie. L'abus que
l'on en fait le transforme en vice, fon
ufage moderé produit la fanté ; il fait
honneur quand il eft reglé : mais fi on
le pouffe trop loin, il affoiblit & cou-
vre d'infamie, lorfqu'il eft illicite. Il ne
faut ni trop s'occuper au jeu d'amour,
ni le tant craindre, c'eft la leçon de
l'Hipocrate Romain, fi l'on veut con-
ferver fa fanté. Il y a néanmoins très-
peu de gens, qui foient affez fages &
re-

retenus pour en ufer rarement ; & le
nombre de ceux qui pechent contre cette
regle eft infini ; mais ces defordres ne
reftent point impunis. Car quels troubles
n'excitent point dans leurs corps, ceux
qui fe laiffent trop emporter au plaifir ?
livrez entierement à la débauche, ils ne
reconnoiffent point d'autre loi que leurs
fens, & s'abandonnent à cet exercice avec
une efpece de fureur, les marques que ces
dérangemens impriment fur toutes leurs
parties, font auffi honteufes qu'elles ont
de danger, les excez ne font pas feulement
à craindre pour le corps qu'ils épuifent, ils
font encore funeftes à l'ame chancelante
& ébranlée qu'ils écartent du chemin
de la vertu, en même-tems qu'ils l'éloignent de celui de la verité. Il faut tomber
d'acord que ce mal eft agréable, qu'il
eft très-feduifant pour les fens, il s'infinuë & fe gliffe prefqu'infenfiblement,
mais prenez-y garde, à la fin femblable
à un ferpent, il vous percera de fa dent
empoifonnée, puifqu'il répand de tous
côtez fon poifon & fon venin mortel
avec autant de vivacité que le bafilic.
Lorfque les tefticules & les veficules fe-
minaies fe trouvent remplies de la liqueur
qui leur eft propre, jufqu'à un certain
point, & que toute honte à part, les
organes de la generation font ébranlez

B 4   par

par une espece de chatoüillement , alors les nerfs réveillez par ce mouvement irritent les fibres , lesquelles communiquent cette impression de membrane en membrane, à toutes les parties du corps: dans cette occasion l'esprit s'échauffe, l'imagination se trouble, delà naît cette contention d'esprit qui redoublant ces tremoussemens , qu'on nomme oscillations rend cette impression plus vive, & ses ébranlemens plus durables , par le moïen de la correspondance que forment les nerfs , & les vaisseaux entre le cerveau & les parties naturelles ; cette communication redoublée que l'on peut apeller répercussion , fait une action & reaction continuelle & réciproque, dont le corps & l'ame sont également affectez. Dans ce tems plein d'agitation s'imagine-t'on que les humeurs soient comme engourdies ? Pense-t'on qu'elles puissent rester en repos dans leurs réservoirs, où couler dans leurs canaux avec cette liberté tranquile qui leur est ordinaire en santé ? Abus , le sang dans ces momens coule avec une rapidité impetueuse, la limphe forcée dans ses vaisseaux devient, pour ainsi dire, jaillissante , & l'humeur seminale qui bouillonne dans ses réservoirs par son gonflement importun tend à les forcer ; quand le corps est ainsi
échauffé,

échauffé, ce doux poison s'épanche &
s'infinuë dans tous les vaiffaux fanguins,
l'homme commence à brûler d'un feu
fourd & caché, cette flâme lente pene-
tre & confume jufqu'à la moëlle, il
eft vrai que la jeuneffe (le court Printems
de nos jours,) eft très-propre pour al-
lumer & entretenir ce feu ; mais ce n'eft
pas cependant une excufe legitime pour
la nature dépravée, & la jeuneffe lafci-
ve ne merite aucune indulgence de ce
côté, le fage dòit avoir recours au lien
conjugal comme le plus fûr remede, celui qui par une fauffe honte s'en éloigne
fe plonge d'ordinaire dans la fange de la
débauche, comme le pourceau dans la
bouë. Si cependant quelque devoir ou la
condition de notre état nous défend les
plaifirs permis. Si l'un ou l'autre font un
invincible obftacle à cet heureux lien,
j'avouë que cela eft dur, mais la patience adoucit tout ce qu'il n'eft pas permis de réformer ; & fi la Religion nous
aprend à captiver l'efprit, elle ne doit
pas avoir moins d'éfficacité fur le corps.

I-I.

CEux qui ont éprouvé l'ardeur de
cette paffion, favent affez en combien de fituations differentes cette dif-

pofition

pofition violente du corps met une ame
flotante : lorfqu'un homme penetré du
feu de l'amour fe fent échauffé à un
certain degré, tantôt comme engourdi &
plein d'incertitude , il tient fon efprit
apliqué à une feule chofe , il a les yeux
fixes fur un feul objet, il s'égare dans
fes penfées joïeufes, c'eft delà que lui
viennent ou cet air fombre, languiffant ,
trifte & plein de rêverie , cette mauvaife humeur hors de propos , ou cette
gaïeté mal placée , & cet enjouëment
fans caufe. Peut-on s'imaginer que la
fanté puiffe fubfifter avec cette agitation
& ces mouvemens violens, puifque pendant que d'un côté l'impreffion de ce qui
fe paffe dans les parties naturelles fatigue l'efprit , en même-tems de l'autre ,
la reaction de ces fentimens de l'ame ,
vient à fe faire fur les organes , & les
exciter de nouveau ; car pendant ces
mouvemens, le fang qui vient avec violence étant retardé dans fon retour, ces
organes augmentent en volume, & cau-
fent par ce moïen aux nerfs une tenfion
au-delà de leur befoin , cela caufe dans
les membranes un tiraillement qui ex-
cede la mefure ordinaire , pour lors toutes les parties font hors de leur ton naturel , & par conféquent très-difpofées
à occafionner & commencer des maladies,

dies. De plus, la liqueur feminale qui
femble n'être faite que pour s'écouler de
tems à autre, ne doit pas naturellement
croupir, elle perd par la diffipation de
ce qu'elle a de plus fluide, pendant fon
féjour, les parties les plus tenuës, & les
plus volatiles, qui s'échapent par la
tranfpiration ; ainfi, non-feulement elle
s'épaiffit, mais encore elle s'altere &
fe gâte ; elle devient confequemment
moins convenable pour la generation,
fans pouvoir malgré cela refter en repos,
elle s'afaiffe enfin, & devient plus acre,
de forte que cet afaiffement eft accompagné d'un prurit inquiet, ou demangeai-
fon fatigante ; car plus les chofes font
exquifes, & plus elles font mauvaifes
quand elles viennent à fe corrompre.
Dira-t'on qu'une fi petite quantité d'une
liqueur exquife, renfermée dans fes veficules, ne puiffe s'alterer ? On fait néanmoins que les eaux qui croupiffent fe
gâtent ; que les œufs quoique renfermez
dans leur coquille, trop long-tems gardez
aprés leur ponte, ne font plus bons pour
être couvez & ne peuvent éclore ; qu'ils
font defagreables au goût, & pernicieux
pour la fanté. Il en eft de même de la
precieufe liqueur dont il s'agit, elle tour-
mente infiniment par fon acreté, c'eft
ce que l'on peut apercevoir dans les

B 6   chats,

chats ; car fi la femelle n'eft point aprochée du mâle, dans le tems convenable, & réciproquement, ils entrent dans une efpèce de fureur, qui leur fait faire cent fingeries, des contorfions extravagantes & outrées, qui tiennent de la convulfion. On en remarqueroit autant dans la plûpart des autres animaux, fi on les obfervoit d'auffi près ; le moineau qui eft le plus amoureux d'entr'eux, s'il eft privé des plaifirs de l'amour, tombe dans une efpece de folie qui ne peut finir que par la mort, ou par l'accompliffement de fes defirs. Peu de gens ignorent que la tourterelle perit immanquablement quand elle eft privée de fa compagnie. Il en eft de même de plufieurs autres animaux, le peroquet entr'autres, comme le raporte (a) Harvée témoin oculaire, dans fes preffans befoins ne ceffe de crier d'un ton glapiffant & très-aigu, fort aprochant de celui du corbeau.

III.

SUr cette matiere l'experience ne dément point la raifon, au contraire elles font tellement d'acord, qu'elles fe foutiennent l'une & l'autre ; car felon

les

_____
(a) De Gener. Animalium, Exercit. 5.

les Medecins , le jeu d'amour procure
de grands avantages pour la fanté , particulierement dans la jeuneffe. Ecoutons
là-deffus l'Oracle que prononce le Savant Sanctorius dans fa Medecine fta-
tique. " Ce jeu, dit ce Medecin , fortifie
les trois facultez , animale , vitale & "
naturelle; il réveille la faculté animale, "
lorfqu'elle eft affoupie ; & la rend plus "
nette, en augmentant la tranfpiration in- "
fenfible; il rend la faculté naturelle plus "
vive, par l'évacuation des humeurs fu- "
perfluës; enfin il r'anime la vitale par la "
Joie dont il égaïe l'efprit , & on fait "
qu'elles font fes influences fur le corps "
& fur l'ame, l'on n'ignore pas non plus "
combien elle a d'utilité, pour l'entre- "
tien , & même le recouvrement de la "
fanté.,, Perfonne ne peut difconvenir de
ce qu'avance ce grand homme ; car fi
toutes les parties ne font pas exercée
chacune à leur maniere, elles languif-
fent , & contractent, pour ainfi dire , une
efpece de roüille , deviennent moins propres au mouvement , caufes inévitables
de l'engourdiffement & de la pareffe ;
dans cette difpofition les parties perdent
la délicateffe de leur fentiment , elles fe
trouvent non feulement vitiées par cette
efpece de tache , mais encore elles communiquent aux parties voifines, le poifon ,

fon, dont elles font, pour ainfi dire, im-
bibées : nous venons d'infinuer, qu'il ne
falloit pas douter que la joïe , ne fût
très-utile à l'homme. Or , qui pouroit
décrire la douceur & les plaifirs, que
l'on goûte dans l'ufage permis de l'amour,
& les agrémens du lien conjugal ? C'eft
ce qui fait la plus grande partie & la
plus effentielle de la joïe folide , qui ne
nous reproche rien & n'eft fuivie d'aucune amertume ; quand ce ne font point
ni l'égarement du cœur , ni cet efprit de
libertinage, ni les penfées lafcives, qui
nous excitent, mais la nature elle-même,
qui fe porte à ce qui lui eft néceffaire ,
elle doit pour lors confequemment rechercher & defirer l'évacuation des humeurs furabondantes, qui deviendroient
nuifibles par leur fejour. Il n'en eft
pas de même lorfque l'efprit feul nous
excite à l'amour ; ce n'eft plus un devoir
de la nature ; mais un vice de l'efprit &
la fuite de la corruption du cœur. Que
faut-il donc penfer de ces meditations
ou rêveries amoureufes, qui ne manquent
point de faifir ceux dans le corps def-
quels la liqueur prolifique fe trouve en
trop grande quantité ? Ces méditations
font ordinairement accompagnées de trifteffe , lorfque nous fommes privez du
bien de l'amour qui devient néceffaire

re dans cette occasion ; c'est dans ces momens, que la portion la plus grossiere
des matieres qui devroient transpirer,
est retenuë, & forme déja une grande
disposition à maladie ; ces matieres venant à s'épaissir de plus en plus, par la
là dissipation de ce qu'elles contenoient
de plus fluide & de plus subtil : elles deviennent froides, comme parloient les anciens Medecins, c'est-à-dire, gluantes &
visqueuses, état très-propre à former des
engorgemens & ces embarras de visce-
res que l'on nomme obstructions, d'où
naissent une infinité de maladies ; de sorte que pour peu que cette matiere s'accu-
mule, froide & épaisse comme nous la
dépeignons, elle occasionnera ces frai-
cheurs de tête, si difficiles à guerir, la
mélancolie, l'engourdissement, & ce
sentiment obtus qui rend les hommes
comme hebetez, & dans d'autres cette
agitation vive & violente, qui est suivie de l'insomnie. Ce n'est pas le tout,
c'est encore là source de ces palpitations
de cœur, ou des autres parties qui sont
presques incurables & très facheuses, à
cause des diférentes convulsions qui arrivent à ceux qui sont tourmentez par les
feux de l'amour. Si nous faisons attention
au caractere de ceux qui n'ont point encore goûté les douceurs de ce plaisir,

même

même permis, nous comprendrions aifé-
ment fes effets : il eft dificile d'exprimer
combien il a d'éficacité pour adoucir la
mauvaife humeur, rendre polis & com-
plaifans les efprits les plus durs, au
contraire fon abftinence rend l'efprit fe-
roce, & l'aproche fort de la rufticité.
On entend bien qu'il n'eft pas ici queftion
de ces gens mous & effèminez, qui fe
livrent entierement au plaifir ; mais il eft
fûr que ceux qui ont goûté les plaifirs
que permet un amour chafte & pur,
font d'ordinaire plus enclins à cette humeur douce & complaifante, ils font plus
modeftes que les autres, ils ont plus de
favoir vivre, & aquierent cette douceur
du commerce, qui fait tout l'agrément
de la vie ; les chofes font bien diférentes dans ceux qui femblent vouloir re-
noncer à l'amour, ou faire croire qu'ils
y renoncent, ou qu'ils y ont effective-
ment renoncé ; ils vont au point de re-
garder comme criminels les plaifirs permis ; la fageffe prétenduë de ces fortes
de gens eft dure, leur rudeffe impolie
tient de la rufticité, tout les irrite, tout
les fâche, on découvre même en eux un
certain orgueil, en joignant les rides de
leur front à leur impoliteffe, ils pré-
tendent par-là fe faire valoir ; leur ame
eft implacable ; leur converfation épi-
neufe,

neufe & leur, gefte plein de ferocité;
tant il eft vrai que le pur amour, eft
non-feulement utile pour la fanté; mais
auffi d'un très-grand poids pour nous
détourner du vice, & nous engager à
cultiver la vertu; auffi voïons-nous que
la veritable & folide vertu, fe plaît à
nous attirer par un vifage gracieux, gaï,
& modefte, loin de nous éloigner
par des airs triftes, rebutans, & pleins
de hauteur : fon caractere eft de nous
mettre fous un joug plein d'agrémens,
& de douceur, & non pas de nous dé-
goûter par les épines, & l'amertume.

I V.

POur avoir une jufte idée de la vertu,
il faut concevoir deux vices opofez
joints par un milieu qui leur feroit con-
tinu, lequel tenant un peu de l'un, &
un peu de l'autre, n'eft cependant ni
l'un ni l'autre; ce qui refte après l'avoir
réduit en retranchant fes deux extremi-
tez opofées, eft précifement ce que l'on
doit apeller vertu. Ainfi entre cette abftinence opiniatre que l'on honore du
nom de continence dont nous venons de
voir les inconveniens, & l'excez des
plaifirs de l'amour, qu'à bon droit l'on
nomme débauche, je trouve l'ufage ré-
glé

glé des plaifirs, tels que ceux du lien
conjugal. Cet excez n'a pas moins d'inconvenient, car il épuife le corps, il
émouffe l'efprit, caufe un abattement
qui jette dans l'indolence & la langueur;
il donne même du dégoût pour les ve-
ritables plaifirs; enfin il atache aux chofes materielles, & fait ramper cette par-
celle de la divinité deftinée à de plus
nobles occupations; de-là naiffent comme une fuite inévitable le marafme, la
phtyfie, l'atrophie, la maigreur, le re-
lâchement des fibres, & l'épaiffiffement
des humeurs; ainfi fi quelqu'un, pour
éviter les inconveniens de cette abftinence, donne avec excez dans les plaifirs;
en évitant un écueil, il va fe brifer contre l'autré, car l'impreffion des caufes
contraires produit des effets qui le font
pareillement: quelquefois dans un fujet
qui garde la continence, il fe trouve un
excez de force qui devient nuifible, l'i-
gnorance s'y trouve jointe à la ferocité
mal-entendué, ou une gaïeté incommo-
de, fa vigueur indocile, & l'habitude
trop ferme de fon corps, font accompagnées d'une tenfion de fibres fatigante;
les humeurs y font trop volatiles, &
trop exaltées. De ceci on en doit conclure ce que nous avons avancé, que
cette mediocrité tant vantée eft une veritable

ritable vertu, c'est pour cela qu'elle est
si fort recherchée par les gens sages,
qui la font consister avec raison dans la
moderation des plaisirs, parce que si l'on
en use à propos, l'esprit en devient plus
net, plus gai, plus gracieux, & plus
propre, soit pour les conversations en-
joüées, soit pour les affaires serieuses, &
solides; en un mot cela sert à lui donner
plus de disposition pour les autres ver-
tus. Ceux qui ne goûtent point les plaisirs permis sont bien éloignez de cet état:
ils sont tourmentez ordinairement d'un
chatoüillement inquiet, dans le tems
même qu'ils sont occupez à la recherche
de la verité, ou à l'examen des choses
les plus serieuses; & les plus graves
lorsqu'ils sont exemts de ces tourmens,
il faut que ce soit des hommes inhabiles
& impuissans, ou de ces femmes froides
& steriles, gens d'autant plus propres à
garder la continence, qu'ils sont inutiles
en ce monde, n'étans pas capables d'o-
perer la generation. Car ne vous y trompez pas, il est très-peu de ces ames choi-
sies & favorisées du Ciel, qui ont le
secret (ce qui ne se peut faire que par
des secours surnaturels) de porter la
vertu à cet excez, de calmer & d'assou-
pir le feu petillant de la concupiscence,
qu'aucun jusqu'à present n'a pu éteindre
en-

entierement ; il faut juger des choses
inconnuës par celles que nous connoî-
sons ; la nature ne nous porte pas seulement à la generation, par l'agrément de
la propagation , c'est-à-dire, la consola-
tion d'avoir lignée, ou par la seule volupté : elle a encore d'autres ressorts ; &
l'avantage de prévenir certaines maladies
ou de servir de remede à plusieurs, pouroit bien être une des raisons qui a dû y
attacher tant de plaisir, & nous donner
cette inclination à laquelle peu de gens
se refusent. La bonne constitution de notre corps est telle, qu'il semble que le
plaisir lui soit propre & naturel, la
mauvaise est au contraire accompagnée
de douleur & de langueur, de sorte
que ce nous est une régle assez certaine
que le plaisir & la douleur, pour nous
faire connoître les choses qui nous conviennent, & les discerner d'avec les choses qui nous peuvent nuire. On aperçoit
sans peine la conclusion naturelle de ce
principe, que le plaisir que l'on ressent en
amour est une preuve de son utilité,
pour la conservation de la santé ; il seroit hors de raison d'objecter, que cette
action est suivie d'une espece de langueur,
puisque ce n'est point l'usage légitime,
mais l'abus que l'on en fait qui la cause :
si l'on en use avec moderation , ce plaisir
est

est accompagné d'un secret contentement. & d'une agilité de toutes les parties très-connuës des personnes sages; elles sentent une gaïeté, non pas un abatement, de laquelle naît, non la pesanteur, mais cette legereté de corps si familiere aux gens mariez, qui en font l'épreuve comme assurent les Medecins, qui ne cessent de nous en avertir.

V.

VOulez-vous quelque chose de plus, quels feux ne ressent pas dans tout son corps une jeune fille, qui commence à être nubile; la nature ne se repose que lorsqu'elle est parvenuë à son but, elle ne cesse au contraire de faire effort pour l'atteindre. Ainsi on ne doit point être surpris de tous les tourmens qu'endurent les jeunes personnes dans cette saison; tantôt elles se sentent échauffées jusqu'à suffoquer, tantôt elles gélent de froid, d'autres fois elles sont accablées de langueur. Tous ces accidens augmentent ou diminuent à proportion que la liqueur destinée au plaisir les agite interieurement ou se calme, lorsqu'elle picote par son acreté les nerfs qui se distribuent aux parties genitales, elle met tout en mouvement, elle excite dans leurs corps le
trou-

trouble & le tumulte, ce qui donne oc-
cafion à tous les accidens étranges, & fi
variez que les Medecins nomment en gé-
neral affections hyfteriques, fi connuës
dans le monde fous le nom de vapeurs.
La liqueur qui caufe tous ces mouvemens
penetrant au travers des membranes,
fe mêle avec les autres liqueurs, y re-
gorge, le fang devient impur, & ne four-
nit plus qu'une limphe dépravée, origine
certaine de la triftefle, des défaillances,
& du dégoût, auffi-bien que de cette
fievre lente, que l'on apelle fievre d'a-
mour. Ces humeurs infectées, venant à
fe répandre au-dehors, par toute l'habitude du corps, teignent la peau, tantôt en blanc, tantôt en jaune, d'autres
fois d'une teinte livide & plombée fuivant les differens degrez d'alteration,
lefquelles font toutes comprifes communément fous le nom de pâles-couleurs,
& ne peuvent fe guérir parfaitement que
par la joüiffance. Si cette douce & beni-
gne liqueur, quand elle eft retenuë caufe tant de maux au-dehors & à la fur-
face de la peau; quel ravage ne fera-
t'elle point interieurement dans les vif-
ceres, puifque les communications y font
encore plus faciles, par le voifinage & le
contact prefque immediat, l'action des liqueurs y eft plus forte & plus vive? Enfin

fin les parties elles-mêmes font plus
fufceptibles, parce qu'elles font d'une
tiffure plus délicate, & par cette raifon
plus fenfible. La plûpart de ces filles
fages que l'on croit vierges ne font-acca-
blées de vapeurs, ne font valetudinai-
res, triftes & languiffantes, & de mauvaife humeur, que par l'entêtement qu'elles ont de fe faire honneur de leur prétenduë fageffe. Il y en a même qui pouf-
fent l'extravagance jufqu'à s'imaginer,
que la perte de cette fleur diminuë quelque chofe de leurs attraits; les mêmes
maux attaquent également les deux fexes:
examinez un jeune homme, dont les jouës
commencent à fe couvrir de ce duvet qui
en fait l'ornement, quel feu, quelle vivacité, que de tentations & de mouvemens involontaires fe font reffentir dans
les lieux fecrets, dont l'effet eft d'autant plus vif, qu'il en ignore la caufe; il
lui furvient des douleurs vives dans les
parties qui font la preuve de la virilité,
il tombe dans cette fievre lente que caufe l'amour, fes couleurs s'alterent, cela
eft fuivi de la trifteffe, du dégoût, de la
fincope ou défaillance, du marafme,
toutes maladies aufquelles il n'y a point
d'autres remedes, ni de plus fûr qu'un
tendre commerce. Avec tant de maux
n'eft-on point malade, & fi cet état
n'eft

n'eſt pas une maladie, n'eſt-on point me-
nacé de quelqu'une des plus violentes &
des plus terribles ? Cette flame ou plutôt
cette fureur en ſe gliſſant peu à peu
au-dedans s'aigrit & s'allume de plus en
plus, tout redouble ſa violence, l'aſpect
d'une beauté, des manieres gracieuſes &
prévenantes, une oiſiveté douce &
tranquile, rien n'eſt plus propre à former une paſſion tendre, à l'entretenir &
la fortifier, comme l'uſage des vins ex-
quis, la repletion d'alimens nourriſſans
& d'un goût relevé, ſuivis d'un doux
ſommeil; tous à la verité ne prennent
pas feu ſi aiſément, mais il y a des ſujets
tellement diſpoſez, ſoit par la ſtructure
naturelle de leurs organes, ſoit par une
laſciveté hereditaire, ſoit par le climat du
païs, ſoit enfin par leur éducation ou
leur régime, qu'ils ſe portent à l'amour
avec fureur ; ces ſortes de perſonnes ſuc-
combent volontiers à la tentation, & ſe
ſoumettent à l'amour avec docilité : Tels
ſont ceux qui ſont nez & élevez dans les
païs chauds leſquels reſpirent un air rem-
pli de l'odeur des Plantes aromatiques.
Ceux qui s'abandonnent à l'oiſiveté, à
la pareſſe, & ne penſent uniquement
qu'au plaiſir; ceux qui parlent libre-
ment, qui ſe livrent volontiers à tout ce
qui ſe preſente, & ne font nul ſcrupule

de

de tout voir & de tout entendre, ceux qui sans goût pour les choses sérieuses & solides, n'ont en vuë que la bagatelle & sont toûjours prêts à badiner; ceux qui remplis d'amour propre pensent merveilleusement d'eux-mêmes, & sont fort enclins à avoir du mépris pour les autres. En un mot la liqueur séminale retenuë long-tems, trop resserrée dans ses vaisseaux, fait un effort qui tend à l'explosion : elle a tant de force, & cause tant de dérangements & de trouble, que ces effets se font connoître dans tout le corps par des signes univoques & indubitables : savoir, les yeux égarez, un rouge sur les jouës mêlé de pâleur, la langue balbutie, la respiration s'entre-coupe, en sorte qu'il semble que ce soit des soupirs continuels, le geste, la démarche, toute l'habitude du corps découvre leur passion, & semble anoncer l'amour par un certain tremblement & une espece de langueur. Tout ceci s'exécute par le moïen des nerfs des parties génitales dont les rameaux par leurs divisions infinies, se mêlent presque avec tous ceux qui se distribuent aux autres parties : ne doutons plus que l'abstinence des plaisirs de l'amour, c'est-à-dire, la continence soit capable d'occasionner plusieurs maladies, puisque d'elle seule

C   naissent

316

naiſſent tant de dérangemens, & tant
d'orages dans la machine humaine, les
fonctions dérangées & perverties inter-
rompant cette ſimpatie, & le commerce mutuel d'entre les parties dans lequel
conſiſte la ſanté, met tout ſans-deſſus
deſſous, il n'y a donc rien de plus vrai
que cet oracle.

La continence cauſe des maladies.

Juin 1722.

www.ingramcontent.com/pod-product-compliance
Lightning Source LLC
Chambersburg PA
CBHW032314210326
41520CB00047B/3096